Praktische Psychopharmakotherapie

M. Berg   R.-U. Burdinski   M. Driessen
R. Garrido   R. Ketelsen   H. Küppers
M. Lindner   M. Reker   L.-J. Weigle
T. Wetterling

Praktische Psychopharmako-therapie

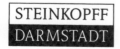

STEINKOPFF
DARMSTADT

ISBN 3-7985-1349-X Steinkopff Verlag Darmstadt

Die Deutsche Bibliothek – CIP-Einheitsaufnahme
Ein Titeldatensatz für diese Publikation ist bei
Der Deutschen Bibliothek erhältlich

Steinkopff Verlag Darmstadt
ein Unternehmen der BertelsmannSpringer Science+Business Media GmbH

http://www.steinkopff.springer.de

© Steinkopff Verlag Darmstadt 2002
Printed in Germany

Redaktion: Dr. Maria Magdalene Nabbe   Herstellung: Klemens Schwind
Umschlaggestaltung: Erich Kirchner, Heidelberg
Satz: K+V Fotosatz GmbH, Beerfelden
SPIN 10848646   80/7231-5 4 3 2 1 0 – Gedruckt auf säurefreiem Papier

Vorwort

Die Psychopharmakotherapie ist einer der wesentlichen Bausteine der Behandlung in der Psychiatrie und Psychotherapeutischen Medizin. Sie unterliegt einem zunehmend rascheren Wandel durch den ständigen Kenntniszuwachs. Dies ist einerseits erfreulich, weil auf diese Weise Therapiestrategien differenzierter und damit für den einzelnen Patienten individuell besser angepasst werden können. Diese Entwicklung beinhaltet aber anderseits die Gefahr der Unübersichtlichkeit und eines zu wenig einheitlichen Vorgehens in der klinischen Praxis.

Daher haben wir in einer Arbeitsgruppe den vorliegenden Praxisratgeber entwickelt, der ein kohärenteres psychopharmakotherapeutisches Vorgehen in der klinischen Praxis sichern und insbesondere den in der Psychiatrie weniger erfahreneren Ärztinnen und Ärzten eine rasche Orientierung auf dem aktuellen Stand des Wissens ermöglichen soll.

Dieser Praxisratgeber ist in seiner Aussagekraft aus verschiedenen Gründen klar limitiert. So berücksichtigt er u. a. lediglich die häufig vorkommenden therapeutischen Fragestellungen. Er kann daher ein Lehrbuch der Psychopharmakotherapie keinesfalls ersetzen. Er soll vielmehr der raschen Orientierung im klinischen Alltag unter Berücksichtigung wesentlicher differenzialdiagnostischer Entscheidungen dienen.

Ein besonderes Problem stellt die Auswahl der Medikamente dar. Aus Gründen der Übersichtlichkeit wurde eine Auswahl getroffen, in die v. a. die klinischen Erfahrungen der beteiligten Fachärztinnen und Fachärzte eingeflossen sind, die unterschiedliche klinische Schwerpunkte vertreten. Wir möchten an dieser

Stelle betonen, dass dieser Praxisratgeber ohne Zuwendung durch Dritte erarbeitet wurde.

Da auf Grund der ökonomischen Bedingungen im Gesundheitswesen auch die Kosten – insbesondere für die bei psychiatrischen Patienten häufig notwendigen Langzeitverordnung – eine erhebliche Rolle spielen, werden die Kosten der medikamentösen Therapie tabellarisch am Ende aufgeführt.

Wir wünschen allen Anwenderinnen und Anwendern, dass dieser Praxisratgeber eine sinnvolle Hilfe im klinischen Alltag darstellt und sind dankbar für Kritik und Anregung.

Bielefeld/Frankfurt, im März 2002

Die Autorengruppe

MICHAELA BERG, RAINER-UWE BURDINSKI, MARTIN DRIESSEN, RAFAEL GARRIDO, REGINA KETELSEN, HELGA KÜPPERS, MATTHIAS LINDNER, MARTIN REKER, LARS-JÜRGEN WEIGLE, TILMAN WETTERLING

Inhaltsverzeichnis

Autorenverzeichnis

Michaela Berg
Dr. Rainer-Uwe Burdinski
Prof. Dr. Martin Driessen
Rafael Garrido
Regina Ketelsen
Helga Küppers
Matthias Lindner
Dr. Martin Reker
Dr. Lars-Jürgen Weigle

Zentrum für Psychiatrie und Psychotherapeutische Medizin
Krankenanstalt Gilead, Bielefeld-Bethel
Remterweg 69–71, 33617 Bielefeld

Prof. Dr. Tilman Wetterling

Klinik für Psychiatrie und Psychotherapie I
Johann Wolfgang Goethe-Universität Frankfurt
Heinrich-Hoffmann-Straße 10, 60528 Frankfurt am Main

KAPITEL 1 Allgemeine Regeln zur Verordnung von Psychopharmaka

- **Wenn möglich, sollte die Behandlung mit nur einem Psychopharmakon erfolgen**, da sich der Metabolismus mehrerer psychoaktiver Medikamente, v. a. der Abbau in der Leber, wechselseitig erheblich beeinflusst, sodass bei mehreren Psychopharmaka oft Wechselwirkungen (z. B. verstärkter sedierender Effekt etc.) auftreten. Nebenwirkungen können bei einer Monotherapie klar zugeordnet werden.
- Patienten und/oder ihre Betreuer müssen über die Wirkungsweise und die unerwünschten Wirkungen aufgeklärt werden!
- Falls die Gabe von einem Psychopharmakon nicht ausreicht, um die psychiatrische Symptomatik ausreichend zu behandeln, sollten Kombinationen von Medikamenten aus verschiedenen Stoffklassen gewählt werden, da bei ausreichender Dosierung eine Kombination mit einem zweiten gleichartigen Psychopharmakon keine Vorteile bietet (*Viel hilft nicht immer viel!*).
- Wenn die psychische Symptomatik es erlaubt, ist eine **langsame Aufdosierung** zur Vermeidung von Nebenwirkungen angezeigt.
- Abrupte Medikamentenwechsel bzw. -umstellungen sind zu vermeiden. Medikamentös vorbehandelte Patienten sollten daher zunächst mit der gleichen Medikation weiterbehandelt werden, falls keine Kontraindikationen oder schwerwiegenden Nebenwirkungen vorliegen (Ausnahme: Fluspirilen bei nicht psychotischer Symptomatik).
- **Bei älteren Menschen** (etwa ab dem 65. Lebensjahr) ist häufig eine Dosisreduktion erforderlich. Ab etwa dem 80. Le-

bensjahr ist eine Reduktion der Dosis auf etwa die Hälfte der normalen Erwachsenendosis angezeigt. Bei ungenügendem Ansprechen auf die Medikation kann dann auch bei Älteren unter genauer Beachtung möglicher Nebenwirkungen die Dosis schrittweise auf die normale Erwachsenendosis gesteigert werden.

- Dabei ist zu beachten, dass bei älteren Patienten auf Grund des verringerten Stoffwechsels der Wirkungseintritt langsamer als bei jüngeren, aber die Nebenwirkungsrate höher ist.
- Besondere Vorsicht ist bei der Verordnung von Psychopharmaka in der Schwangerschaft geboten → Kap. 5.
- Die Therapie mit Psychopharmaka sollte v. a. auch hinsichtlich der Nebenwirkungen gut überwacht werden → Kap. 7.

KAPITEL 2

Notfallbehandlung

Jede medikamentöse Notfallbehandlung macht regelmäßige Kreislaufkontrollen erforderlich (in der Regel Bestimmung von Blutdruck und Puls in halbstündigem Abstand für mindestens drei Stunden). Bei intramuskulärer Applikation auf ausreichende Injektionstiefe achten!

2.1 Akute schwere Erregungszustände mit und ohne psychotische Symptomatik sowie bei Intoxikationen

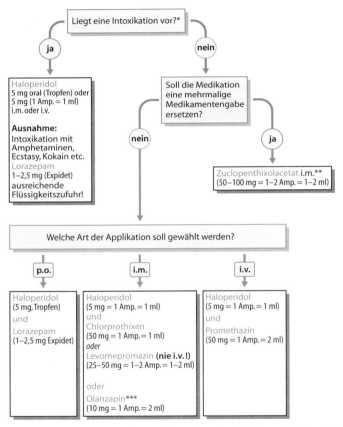

*   Bei **unklarer Intoxikation bzw. (V.a.) Mischintoxikation:** Monitoring (Herzfrequenz, RR, Atmung)!

** Nur bei schon bekannten Patienten mit bekannter Diagnose!

*** Olanzapin hat bereits die Zulassung für eine parenterale Applikationsform, das Präparat wird in Kürze zur Verfügung stehen.

Bei Verdacht auf ein malignes neuroleptisches Syndrom: 2,5 mg Lorazepam (Expidet) p. o. oder Lorazepam (2 mg = 1 Amp. = 1 ml) i. m., in Ausnahmefällen auch i. v., **keine Neuroleptika!**

2.2 Akute Bewusstseinsstörung

Zur orientierenden Abschätzung der Schwere einer akuten Bewusstseinsstörung kann neben dem Neurostatus die (für Schädel-Hirn-Traumen entwickelte) Glasgow-Koma-Scale herangezogen werden.

Glasgow-Koma-Index		Punkte
Augen öffnen	Spontan	4
	Aufforderung	3
	Schmerz	2
	Nicht	1
Motorische Antwort	Gezielt (Aufforderung)	6
	Gezielt (Schmerz)	5
	Ungezielt (Schmerz)	4
	Beugemechanismen	3
	Streckmechanismen	2
	Keine	1
Verbale Antwort	Orientiert, prompt	5
	Verwirrt	4
	Inadäquat	3
	Unverständlich	2
	Keine	1
Gesamtpunktzahl:		

Score ≤ 8 oder Score ≤ 10 mit sinkender Tendenz → Verlegung auf Intensivstation.
Score < 12 → **Monitoring** der Vitalparameter (Atmung, HF, RR).
Bei unklarer Anamnese bzw. auffälligem Neurostatus → CT bzw. MRT.

Intoxikation mit unbekannten Substanzen: Informationen über Vergiftungszentrale.

2.3 Delirante Syndrome

> Möglichst alle Medikamente absetzen (möglicherweise medikamentös induziertes Delir). Sehr sorgfältige organische Diagnostik notwendig! Auf Exsikkose achten!

▮ **Haloperidol** 5–10 mg p.o. oder i.v., ggf. kombinieren mit **Melperon** 25–50 mg.
▮ **Alkoholentzugsdelir** → Kap. 3.7

2.4 Akute Suizidalität

> Psychotherapeutische Intervention hat Vorrang!
> Zu niedrig dosierte Benzodiazepine sind ein Risiko!

▮ **Anxiolyse** bei wahnhaft-depressiver Angst: **Lorazepam** 2,5 mg (Expidet) p.o. oder i.m.
▮ **Sedierung** zur Reduktion von Ambivalenz und Spannung: **Chlorprothixen** 50 mg p.o. oder **Promethazin** 50 mg p.o.

2.5 Panikattacken

> Möglichst keine Medikation, sondern therapeutische Beglei-
> tung, Panikattacken sistieren immer spontan.

Wenn eine Medikation unumgänglich ist, keine Benzodiazepine,
sondern **Chlorprothixen** 50 mg p.o. oder **Promethazin** 50 mg
p.o.

KAPITEL 3

Behandlung psychischer Störungen

3.1 Behandlung der Schizophrenie

Dieses Vorgehen erleichtert eine diagnostische Einschätzung mit differenzialtherapeutischer Indikationsstellung.

■ 3.1.1 Regelbehandlung

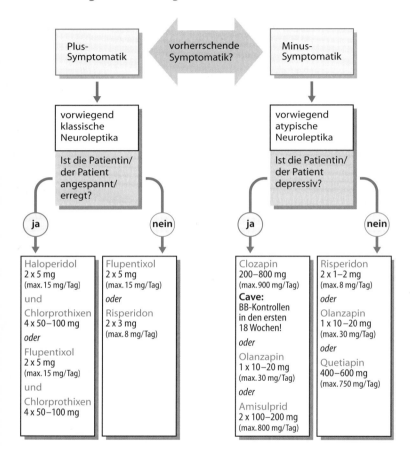

3.1.2 Prozedere bei Non-Response oder Nebenwirkungen

Die Medikation ist nicht ausreichend wirksam:
- Nach 3 Wochen unter Enddosierung Medikament der 1.Wahl umsetzen auf Neuroleptikum einer anderen Gruppe (z.B. Haloperidol auf Atypikum oder umgekehrt).
- Alternative **Clozapin:** sukzessive aufdosieren auf 200-800 (max. 900) mg/Tag, verteilt auf 2–4 Einzeldosen. **Cave:** BB-Kontrollen in den ersten 18 Wochen! Non-Compliance ist relative Kontraindikation! Clozapin soll min. 6 Wochen lang gegeben werden.

Es treten schwere Nebenwirkungen auf:
Unter der Gabe von Neuroleptika, v.a. klassischen wie z.B. Haloperidol treten oft extrapyramidale Störungen, Blick-Schlundkrämpfe etc. auf. Diese werden trotz fehlender vitaler Gefährdung häufig als extrem beängstigend erlebt und z.T. auch wahnhaft verarbeitet.

Bei Gabe einiger (atypischer) Neuroleptika (z.B. Clozapin, Olanzapin) kann es zu einer ausgeprägten Gewichtszunahme kommen.

Akathisie: Biperiden ist nicht wirksam! Zunächst Dosisreduktion um 1/3, dann Propranolol 20–80 mg p.o. (RR-Kontrollen!)

Schwere Frühdyskinesien: Biperiden p.o., bei laryngealen und pharyngealen Spasmen sofortige i.v.-Injektion von Biperiden (2,5–5 mg) **und** Dosisreduktion um 1/3.
Keine Verschreibung von Biperiden zur Prävention!
Umsetzen auf atypisches Neuroleptikum. Am wenigsten treten extrapyramidale Störungen bei Gabe von Clozapin auf.

V.a. Malignes neuroleptisches Syndrom: Alle Neuroleptika sofort absetzen. Verlegung auf Intensivstation (dort Therapie mit Dantrolen und Lorazepam, ggf. Bromocriptin).

Gewichtszunahme: diätetische Maßnahmen.

▌ 3.1.3 Rezidivprophylaxe

Eine Rezidivprophylaxe mit Neuroleptika senkt die Morbidität und die Rehospitalisierungsrate! Grundsätzlich soll versucht werden, die geringstmögliche prophylaktisch wirksame Dosis individuell zu finden. Die Umstellung auf eine Depotmedikation spart Medikamente!

▌ Empfehlungen zur Dauer einer Neuroleptikaprophylaxe:

Nach einer **Ersterkrankung**	**1 Jahr**
Nach mehr als einer akuten Episode	**2–5 Jahre**
Nach **mehr als fünf** akuten Episoden	**lebenslang**

▌ Empfohlene Dosierungen zur Rezidivprophylaxe:

Amisulprid		200–400 mg
Clozapin		50–200 mg
Flupentixol		5–10 mg
Flupentixol-Dec.	alle 2–3 Wo.	20–40 mg
Haloperidol		5–10 mg
Haloperidol-Dec.	alle 4 Wo.	50–100 mg
Olanzapin		5–10 mg
Quetiapin		200–400 mg
Risperidon*		2–4 mg

* Risperidon-Depot befindet sich z.Zt. im Zulassungsverfahren, in Deutschland ist voraussichtlich ab Ende 2002 eine Zulassung zu erwarten.

Die Dosierungen für die Rezidivprophylaxe müssen individuell angepasst werden und können den Dosierungen zur Regelbehandlung entsprechen.

3.2 Behandlung depressiver Störungen

3.2.1 Regelbehandlung

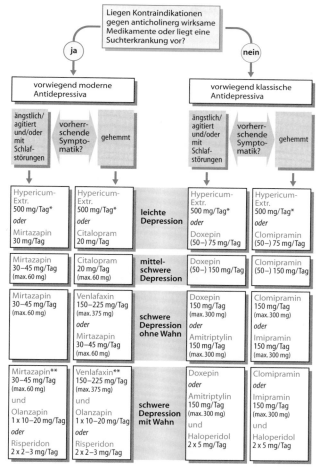

Liegen Kontraindikationen gegen anticholinerg wirksame Medikamente oder liegt eine Suchterkrankung vor?

ja — nein

vorwiegend moderne Antidepressiva

vorwiegend klassische Antidepressiva

	ängstlich/agitiert und/oder mit Schlafstörungen	vorherrschende Symptomatik?	gehemmt		ängstlich/agitiert und/oder mit Schlafstörungen	vorherrschende Symptomatik?	gehemmt
leichte Depression	Hypericum-Extr. 500 mg/Tag* *oder* Mirtazapin 30 mg/Tag	Hypericum-Extr. 500 mg/Tag* *oder* Citalopram 20 mg/Tag			Hypericum-Extr. 500 mg/Tag* *oder* Doxepin (50–) 75 mg/Tag	Hypericum-Extr. 500 mg/Tag* *oder* Clomipramin (50–) 75 mg/Tag	
mittel-schwere Depression	Mirtazapin 30–45 mg/Tag (max. 60 mg)	Citalopram 20 mg/Tag (max. 60 mg)			Doxepin (50–) 150 mg/Tag	Clomipramin (50–) 150 mg/Tag	
schwere Depression ohne Wahn	Mirtazapin 30–45 mg/Tag (max. 60 mg)	Venlafaxin 150–225 mg/Tag (max. 375 mg) *oder* Mirtazapin 30–45 mg/Tag (max. 60 mg)			Doxepin 150 mg/Tag (max. 300 mg) *oder* Amitriptylin 150 mg/Tag (max. 300 mg)	Clomipramin 150 mg/Tag (max. 300 mg) *oder* Imipramin 150 mg/Tag (max. 300 mg)	
schwere Depression mit Wahn	Mirtazapin** 30–45 mg/Tag (max. 60 mg) und Olanzapin 1 x 10–20 mg/Tag *oder* Risperidon 2 x 2–3 mg/Tag	Venlafaxin** 150–225 mg/Tag (max. 375 mg) und Olanzapin 1 x 10–20 mg/Tag *oder* Risperidon 2 x 2–3 mg/Tag			Doxepin *oder* Amitriptylin 150 mg/Tag (max. 300 mg) und Haloperidol 2 x 5 mg/Tag	Clomipramin *oder* Imipramin 150 mg/Tag (max. 300 mg) und Haloperidol 2 x 5 mg/Tag	

*   Wirkung in der Literatur umstritten.

**   Die Kombination von atypischen Neuroleptika und modernen Antidepressiva ist wissenschaftlich in ihrer Wirksamkeit noch nicht abgesichert; sie kann aber aus klinischer Erfahrung sinnvoll sein.

▌ 3.2.2 Vorgehen bei ungenügendem Ansprechen auf eine antidepressive Therapie

▌ Dosis erhöhen, evtl. unter Spiegelkontrollen (starke Spiegelschwankungen vor allem bei tri- und tetrazyklischen Antidepressiva).

▌ Schilddrüsenhormonwerte bestimmen, danach Augmentation mit **L-Thyroxin** (max. 100 µg/Tag).

▌ Bei rezidivierenden depressiven Episoden oder bipolaren affektiven Störungen:
Lithium: Zielplasmaspiegel **0,8 ± 0,2 mmol/l.**
Cave: serotonerges Syndrom bei Kombination mit SSRI.

▌ Bei Ersterkrankung: Umsetzen der Medikation, Wirkprinzip wechseln (z. B. SSRI → trizyklisches Antidepressivum, weitere Alternative: MAO-Hemmstoff **Moclobemid 300–600 mg/Tag**).

▌ Spätestens vor dem 2. Umsetzen EKT als alternatives Heilverfahren anbieten, bei schwerer wahnhafter Depression früher (ambulante Behandlungszeiten berücksichtigen!).

▌ 3.2.3 Phasenprophylaxe der unipolaren Depression

Nach einer depressiven Episode ist die Verordnung des wirksamen Antidepressivums als Erhaltungstherapie in voller therapeutischer Dosierung für einen Zeitraum von mindestens 6–9 Monaten nach Abklingen der Symptomatik sinnvoll. Danach erfolgt eine sukzessive Reduktion der Medikation über ca. zwei Monate bis hin zum Absetzen (**Cave:** bei SSRI Diskontinuitätssyndrom).

Nach der zweiten schweren depressiven Episode innerhalb von fünf Jahren sollte eine lebenslange Prophylaxe durch Weiterverordnung des wirksamen Antidepressivums erwogen werden, in der Regel in der Dosierung, die zur Remission führte.

3.3 Behandlung manischer und bipolarer affektiver Störungen

▌ 3.3.1 Regelbehandlung der Manie

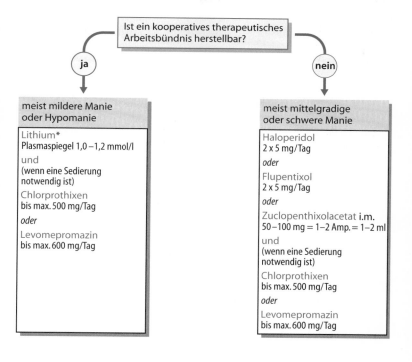

Ist ein kooperatives therapeutisches Arbeitsbündnis herstellbar?

ja

nein

meist mildere Manie oder Hypomanie

Lithium*
Plasmaspiegel 1,0 – 1,2 mmol/l

und
(wenn eine Sedierung notwendig ist)

Chlorprothixen
bis max. 500 mg/Tag

oder

Levomepromazin
bis max. 600 mg/Tag

meist mittelgradige oder schwere Manie

Haloperidol
2 x 5 mg/Tag

oder

Flupentixol
2 x 5 mg/Tag

oder

Zuclopenthixolacetat i.m.
50 – 100 mg = 1–2 Amp. = 1–2 ml

und
(wenn eine Sedierung notwendig ist)

Chlorprothixen
bis max. 500 mg/Tag

oder

Levomepromazin
bis max. 600 mg/Tag

▌ 3.3.2 Phasenprophylaxe der unipolaren Manie und der bipolaren affektiven Störung

> ▌ Eine Phasenprophylaxe sollte nach der ersten manischen Episode oder nach zwei schweren depressiven Episoden innerhalb von fünf Jahren begonnen werden. Nach mehreren Phasen muss eine unter Umständen lebenslange Prophylaxe erwogen werden.

Geeignete Medikamente zur Phasenprophylaxe sind:

- ▌ **Lithium** Plasmaspiegel 0,6–0,8 mmol/l (der volle phasenprophylaktische Effekt tritt manchmal erst nach Monaten ein).
- ▌ Alternative: **Carbamazepin** 600–1200 mg/Tag, Plasmaspiegel: Carbamazepin + Carbamazepin-Epoxid = 8–12 µg/ml. Carbamazepin ist zur Phasenprophylaxe zugelassen, bei Versagen von Lithium und wenn Kontraindikationen für Lithium vorliegen bzw. unter Lithium „rapid cycling" auftritt.
- ▌ **Bei Therapieversagen:** Kombination von Lithium und Carbamazepin.

Es gibt zahlreiche Hinweise auf die phasenprophylaktische Wirksamkeit von **Valproinsäure** (1200–1800 mg/Tag, Plasmaspiegel 50–100 µg/ml). Valproinsäure ist jedoch bisher zur Phasenprophylaxe nicht zugelassen.

3.4 Behandlung schizoaffektiver Störungen

> ▌ Generell ist festzustellen, dass die Diagnose schizoaffektive Störung zu häufig gestellt wird. Daher ist eine sorgfältige Diagnosestellung nach den ICD-10-Kriterien erforderlich.

Grundsätzlich sollte die neuroleptische Behandlung gemäß →
Kap. 3.1 erfolgen.

Bei einer schizomanischen Episode:
▮ zusätzlich **Lithium** *oder* **Carbamazepin**,
▮ falls eine Sedierung erforderlich ist: **Chlorprothixen** (bis zu
500 mg/Tag) *oder* **Levomepromazin** (bis zu 600 mg/Tag).

Bei einer schizodepressiven Episode:
▮ zusätzlich ein Antidepressivum (s. Auswahlschema).

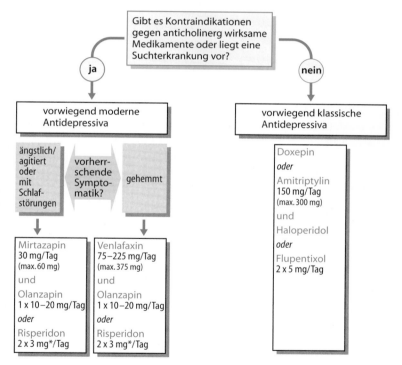

* Die Kombination von atypischen Neuroleptika und modernen Antidepressiva ist wissenschaftlich in ihrer Wirksamkeit noch nicht abgesichert; sie kann aber aus klinischer Erfahrung sinnvoll sein.

Bei schweren schizodepressiven Störungen muss als nichtmedikamentöses gut wirksames Heilverfahren rasch eine EKT in die therapeutischen Überlegungen mit einbezogen werden.

▊ Rezidivprophylaxe

Die Rezidivprophylaxe einer nach ICD-10-Kriterien gesicherten schizoaffektiven Störung kann durch kombinierte Lithium- und Neuroleptikaprophylaxe **oder** kombinierte CBZ- und Neuroleptikaprophylaxe (besonders bei Dominanz der schizophrenen Symptome) erfolgen → **Kapitel 3.3.2.**

3.5 Behandlung der Angsterkrankungen

Patienten mit isolierten Phobien und Panikstörungen sollten möglichst ohne Medikation psychotherapeutisch behandelt werden. Auch bei einer notwendigen Medikation ist die Kombination mit einer Psychotherapie der Monotherapie überlegen.

Sollte eine medikamentöse Behandlung unumgänglich sein, sind die im Folgenden genannten Medikamente zu empfehlen.

▊ 3.5.1 Behandlung der sozialen Phobie

▊ **Moclobemid** 600(–900) mg/Tag *oder*
▊ **Paroxetin** (20–)40–60 mg/Tag.

▌ 3.5.2 Behandlung der Agoraphobie mit und ohne Panikstörung

▌ **Imipramin** 150(–400) mg/Tag (Startdosis: 50 mg/Tag) *oder*
▌ **Paroxetin** 40(–60) mg/Tag (Startdosis 20 mg/Tag).

Man beginnt mit der Startdosis und erhöht zügig auf die Behandlungsdosis. Der Mindestbehandlungszeitraum beträgt 10 bis 12 Wochen, bei ausbleibendem Erfolg: Wechsel der Substanz. Bei Therapieerfolg ist eine 6- bis 12-monatige Erhaltungstherapie mit der Behandlungsdosis und eine nachfolgende sukzessive Reduktion bis hin zum Absetzen empfohlen (**Cave:** bei SSRI Diskontinuitätssyndrom).

Auch andere SSRI, wie z. B. **Citalopram,** versprechen in Studien eine gute Wirksamkeit bei Angststörungen, sind jedoch für diese Indikation (noch) nicht zugelassen.

▌ 3.5.3 Behandlung der generalisierten Angsterkrankung

▌ **Imipramin** 150 mg/Tag *oder*
▌ **Venlafaxin** 75–225 mg/Tag *oder*
▌ **Buspiron** 40–60 mg verteilt auf 3–4 Gaben täglich, wegen verzögertem Wirkungseintritt ist in den ersten 4–8 Wochen die Kombination mit sedierenden Antidepressiva sinnvoll.

Behandlungsdauer mindestens ein halbes Jahr, danach vorsichtige sukzessive Reduktion bis hin zum Absetzen.

3.6 Behandlung der Zwangserkrankungen

> Da die Erfolge einer psychotherapeutischen Behandlung bei Zwangserkrankungen geringer sind als bei den Angststörungen, ist wesentlich früher an eine Kombination von Pharmako- und Psychotherapie zu denken.

- **Clomipramin** 150(–400) mg/Tag *oder*
- **Paroxetin** 40(–60) mg/Tag

Auch Fluoxetin und **Fluvoxamin** sind zur Behandlung der Zwangserkrankung zugelassen, **Sertralin** und **Citalopram** stehen kurz vor der Zulassung.

Man beginnt mit der Startdosis und erhöht zügig auf die Behandlungsdosis. Der Mindestbehandlungszeitraum beträgt 12 Wochen, bei ausbleibendem Erfolg: Wechsel der Substanz. Bei Therapieerfolg ist eine 6- bis 12-monatige Erhaltungstherapie mit der Behandlungsdosis und eine nachfolgende sukzessive Reduktion empfohlen, ein Absetzen der Medikation soll sehr vorsichtig erfolgen (**Cave:** bei SSRI Diskontinuitätssyndrom).

3.7 Behandlung des Alkoholentzugs

▌ 3.7.1 Ambulante und teilstationäre Alkoholentzugsbehandlung

Notwendige Rahmenbedingungen für einen ambulanten/teilstationären Alkoholentzug sind:
- täglicher ärztlicher Kontakt und Überwachung der Entzugssymptomatik (s. u.),
- geschützter sozialer Rahmen mit zuverlässiger Begleitperson („Sitter"),

▌ Beginn der Entzugsbehandlung möglichst am Anfang der Woche,

▌ gesicherte Alkoholabstinenz im Entzug.

Häufig ist eine medikamentöse Unterstützung beim Alkoholentzug nicht erforderlich.

Bei leichteren und mittelschweren Entzügen: **Carbamazepin** (10 mg/kg KG/Tag).

Bei geplanten Entgiftungen von Risikopatienten bzw. bei Patienten mit mittelschweren und schweren Entzügen: Entzugsbehandlung mit **Diazepam** (30–50 mg/Tag) ausschleichend über 4–7 Tage.

▌ 3.7.2 Stationäre Alkoholentzugsbehandlung

Patienten mit schweren körperlichen Erkrankungen sind in besonderer Gefahr ein schweres Alkoholentzugssyndrom zu entwickeln, deshalb soll die Alkoholentzugsbehandlung bei ihnen stationär erfolgen. Ebenso ist bei Alkoholkranken mit Delirien und/oder Krampfanfällen sowie einem Medikamenten- und/oder Drogenmissbrauch in der Vorgeschichte primär eine stationäre Alkoholentzugsbehandlung indiziert.

Eine medikamentöse Behandlung der Alkoholentzugssymptomatik sollte wegen der Wechselwirkungen zwischen Medikamenten und Alkohol in der Regel erst dann erfolgen, wenn die Blut- oder Atemalkoholkonzentration unter 1‰ beträgt.

▌ Praktisches Vorgehen

1. Überprüfung der Vitalfunktionen und ggf. Weiterleitung auf eine Überwachungsstation.
2. Feststellung der Schwere der Alkoholentzugssymptomatik anhand der Alkohol-Entzugsyndrom-Skala (AES).
3. Blutabnahme für Laborparameter (Alkoholspiegel) und EKG.

4. Ausschluss bzw. Nachweis von komplizierenden körperlichen Erkrankungen, insbesondere intrakranielle Blutungen, Pankreatitis, gastrointestinale Blutung, Elektrolytstörung, Pneumonie oder Thoraxtrauma.
5. Bei Delir Abgrenzung von anderen Erkrankungen, die zum Delir führen können.

6. **Behandlung anhand des AES-Skalenwertes (Alkohol unter 1,0‰).**

Die stationäre Alkoholentzugsbehandlung erfolgt scoregesteuert und wird auf dem Überwachungsbogen für Patienten im Alkoholentzug stündlich pflegerisch dokumentiert.

Alkohol-Entzugssyndrom-Skala (AES)

Vegetative Symptomatik

1. Pulsfrequenz

0 <100	**1** 101–110	**2** 111–120	**3** > 120	**4** Herzrhythmus-störungen

2. diastolischer Blutdruck

0 < 95	**1** 95–100	**2** 100–105	**3** > 105

3. Temperatur °C

0 < 37,0	**1** < 37,5	**2** < 38,0	**3** > 38,0

4. Atemfrequenz

0 < 20	**1** 20–24	**2** > 24

5. Schwitzen

0 kein (feuchte Hände)	**1** leicht (Stirn u. Gesicht)	**2** deutlich (profuses Schwitzen)	**3** massiv

6. Tremor

0 kein	**1** leicht (Arm vorhalten u. Finger spreizen)	**2** deutlich (nur Finger spreizen)	**3** schwer (spontan)

Teilscore (Summenscore) Vegetative Symptomatik   **V =**

Psychische Symptomatik

1. Psychomotorische Unruhe

0 keine	**1** Nesteln	**2** Wälzen	**3** will im Bett aufstehen	**4** erregt

2. Kontakt

0 kann kurzem Gespräch folgen	**1** leicht ablenkbar (Geräusche)	**2** schweift andauernd ab	**3** geordnetes Gespräch unmöglich

3. Orientierung (Zeit, Ort, Person)

0 voll orientiert	**1** eine Qualität gestört	**2** zwei Qual. gestört	**3** alle Qual. gestört

4. Halluzinationen (optisch, akustisch, taktil)

0 keine	**1** suggestibel (liest von leerem Blatt)	**2** eine Qual. (z. B. optisch)	**3** zwei Qual. (z. B. optisch und taktil)	**4** alle Qual.	**5** szenische Halluzinationen („Film"-Szenen Handlungsablauf)

5. Angst

0 keine	**1** leicht (auf Befragen)	**2** stark (spontan angegeben)

Teilscore (Summenscore) Psychische Symptomatik   **P =**

Gesamtscore   **P + V =**

Zur Dokumentation der vegetativen Symptomatik werden sechs Qualitäten addiert.

> ▌ Punktwerte für
> Pulsfrequenz + diastolischer RR + Temperatur
> + Atemfrequenz + Schwitzen + Tremor
> = Teilscore **Vegetative Symptomatik (V)**

Zur Dokumentation der psychischen Symptomatik werden fünf Qualitäten addiert.

> ▌ Punktwerte für
> Psychomotorische Unruhe + Kontakt + Orientierung
> + Halluzinationen + Angst
> = Teilscore **Psychische Symptomatik (P)**

- Bei einem Gesamtsummenwert < 6 kann in der Regel auf eine Medikamentengabe verzichtet werden.
- Bei einem Summenwert < 10 und einem Wert für psychische Symptome < 3: **Carbamazepin** 2–3×300 mg/24 h (zur Prophylaxe von Krampfanfällen).

Alternative: Clonidin initial 75 µg oral bis max. 3000 µg/24 h
Cave: Blutdrucksenkung, Bradykardie, Monitoring; Kontraindikation: Hypokaliämie.

- Bei einem Summenwert ≥ 10 oder einem Wert für psychische Symptome ≥ 3 (Delir): **Clomethiazol** bis zu 2 Kps. bzw. 10 ml Mixtur/2 h (max. 20 Kps. bzw. 200 ml Mixtur/Tag).
  Cave: Verschleimung, Ateminsuffizienz, gute Überwachung gewährleisten (Monitor), zu starke Sedierung, Pat. muss leicht erweckbar bleiben.
  Zusätzlich bei ausgeprägter psychotischer Symptomatik: **Haloperidol** 10–30 mg/Tag.

Alternative (bei pulmonalen Komplikationen bzw. Vorerkran-kungen): **Diazepam** max. 10 mg/2 h (oral oder i.v., maximal 80 mg/24 h) oder **Clonidin** initial 75 μg oral bis max. 3000 μg/24 h + **Haloperidol** max. 5 mg/4 h.

Cave: Zu starke Sedierung und Kumulation (Diazepam), Blut-drucksenkung und Bradykardie (Clonidin), Clonidin i.v. und Diazepam i.v. nur bei Monitoring und Intensivüberwachung.

7. Weitere Maßnahmen, v.a. bei schwerem Entzugssyndrom (S ≥ 10):

█ Elektrolytstörungen langsam ausgleichen.

█ Bei Delir i.v. Zugang legen, 100 mg Thiamin langsam i.v. und dann 500 ml 5,25%ige Glukose i.v. infundieren (zur Ver-meidung einer Wernicke-Enzephalopathie).

Cave: Kontraindikationen für **CBZ** (γGT >500 U/l, CBZ-Allergie etc.) und für **Clomethiazol** (Ventilationsstörungen, Schlaf-Ap-noe-Syndrom etc.) beachten!

Bei allen Medikamenten schrittweise Reduktion (über mindes-tens 3–5 Tage) der Dosis bis zum Absetzen!

3.8 Behandlung des Benzodiazepinentzugs

█ Vor jeder Entzugsbehandlung muss die Motivationslage und die Langzeitperspektive geklärt werden.

█ 3.8.1 Hochdosis-Benzodiazepinabhängigkeit

█ Alle Benzodiazepine werden auf **Diazepam** umgestellt.

█ Ausgangsdosis ist die Äquivalenzdosis der zuletzt eingenom-menen Dosis, **maximal 50 mg Diazepam/Tag**, aufgeteilt auf 2 bis 4 Einzeldosen.

▌ Die Dosis wird über 3–6 Wochen sukzessive (etwa wöchentlich) halbiert bis zum Absetzen.

▌ Auf eine Bedarfsmedikation soll verzichtet werden (möglichst auch keine Bedarfsmedikation an niederpotenten Neuroleptika); ggf. soll das Reduktionsschema angepasst werden.

▌ Als unterstützende Begleitmedikation kann **Carbamazepin** verwandt werden (bisher keine empirischen Befunde).

▌ 3.8.2 Niedrigdosis-Benzodiazepinabhängigkeit

▌ Ausgangsdosis ist die zuletzt eingenommene Dosis in vorbestehender Tagesverteilung (Festmedikation, keine Bedarfsmedikation).

▌ Die Dosis wird bei älteren Menschen sehr langsam über 3 bis 6 Monate reduziert bis zum Absetzen. Ein abruptes Absetzen sollte bei älteren Menschen vermieden werden.

▌ Bei jüngeren Menschen kann ein abruptes Absetzen sinnvoll sein.

▌ Als unterstützende Begleitmedikation kann **Carbamazepin** verwandt werden (bisher keine empirischen Befunde).

3.9 Entzugsbehandlung bei illegalem Drogenkonsum

▌ 3.9.1 Heroin

▌ Nach Erhalt eines Ausgangsdrogenscreenings Initialdosis **20 mg Methadon** (entspricht 2 ml einer 1%igen Lösung), bei Bedarf nach zeitlichem Intervall von jeweils 3–4 Stunden schrittweise Aufsättigung nach subjektiven Entzugssymptomen des Patienten bis auf eine Tagesdosis von maximal 60 mg.

▌ Bei erreichter Stabilisierung tägliche Reduktion der Methadondosis um 10 mg.

▌ Anpassung des Schemas je nach Entzugsverlauf durch Beschleunigung oder Verzögerung der Methadonreduktion.

▌ Ggf. kann in Absprache mit dem Patienten eine verdeckte Methadonreduktion (für den Patienten nicht bekannte Dosis) sinnvoll sein.

▌ Bei Unverträglichkeit von Methadon im Entzug bestehen gute Erfahrungen mit Buprenorphin. Die Initialdosis beträgt 6 mg bei Auftreten der ersten Entzugserscheinungen, mindestens 4–6 Stunden nach dem letzten Konsum. Reicht die Anfangsdosis nicht aus, empfiehlt sich eine zügige Aufdosierung mit Steigerung von 2–4 mg alle 3–4 Stunden.

▌ 3.9.2 Methadon (bei Substitution)

▌ Methadondosierung wie zuletzt verordnet, im Methadonausweis des Patienten zu ersehen oder über den ambulant substituierenden Arzt zu erfragen.

▌ Zunächst Stabilerhaltung der Methadondosis und Entgiftung vom Beigebrauch (zusätzliche Abhängigkeit beachten).

▌ Reduktion des Methadons sehr individuell in Abstimmung mit dem Patienten, durchschnittlich 5 mg pro Tag. Unter ambulanten Bedingungen langsamer als unter stationären Bedingungen, gegen Ende des oft langwierigen Entzuges zunehmend kleinschrittiger und geschützter.

▌ Ggf. kann in Absprache mit dem Patienten eine verdeckte Methadonreduktion (für den Patienten nicht bekannte Dosis) sinnvoll sein.

▌ Bei einer Methadondosis unter 30–40 mg ohne Beigebrauch kann eine Entgiftung mit Buprenorphin hilfreich sein, da gerade die Entgiftung von einer Methadonrestdosis vielen Patienten schwer fällt. Bei bis zu 30 mg Methadon/Tag → Einstiegsdosis 6 mg Buprenorphin frühestens 20–28 Stunden nach der letzten Methadongabe. Der Patient sollte dann bereits erste Entzugssymptome aufweisen. Bei fortbestehenden Entzugserscheinungen → nach jeweils 3–4 Stunden 1–4 mg Buprenorphin, maximale Tagesdosis 24 mg. Nach Stabilisierung Reduktion unter stationären Bedingungen in Schritten von 1 mg/Tag, ambulant ggf. gestreckter. Die letzten 2 mg können ggf. in Schritten à 0,4 mg reduziert werden.

▌ 3.9.3 Polytoxikomanie

▌ Entsprechend den Empfehlungen zum Opiatentzug bei Heroin- und/oder Methadonsubstitution sowie zum Hochdosis-Benzodiazepinentzug wird zunächst eine **Methadon-** und **Diazepamdosis** gefunden, die zu einer stabilen Ausgangssituation führt.

▌ Eine ggf. zusätzliche Alkoholentzugssymptomatik wird durch **Diazepam**gabe verhindert. Bei Alkoholkonsum ohne vorbestehenden Benzodiazepinkonsum kann eine Entzugsbehandlung mit **Clomethiazol** sinnvoll sein. Die parallele Verordnung von Benzodiazepinen und Clomethiazol sollte vermieden werden.

▌ Benzodiazepine und Opiate werden gestaffelt entzogen, wobei mit dem Benzodiazepinentzug unter Stabilerhaltung der Methadondosis in der Regel begonnen wird.

▌ 3.9.4 Kokain

Kokain gehört häufig zum Beikonsum polytoxikomaner Patienten und bedarf in der Regel keiner eigenen Medikation. Wenn Kokainkonsum im Vordergrund steht, kann eine antidepressive Behandlung mit **Doxepin** (bis 150 mg/Tag) oder **Venlafaxin** (75–150 mg) sinnvoll sein.

3.10 Behandlung der Demenz

Der Schweregrad der Demenz sollte vor Beginn der Therapie standardisiert erfasst und im Verlauf (spätestens nach 6 Monaten) kontrolliert werden. Die Behandlung der kognitiven Kernsymptomatik mit Antidementiva ist am ehesten erfolgversprechend, wenn der Symptomverlauf allmählich progredient und wenig fluktuierend ist (Typ Alzheimer).

Die Therapie der häufigen Begleit- und Verhaltensstörungen (Angst, Unruhe, Depressivität) erfolgt zusätzlich symptomatisch, mit niedriger Dosis beginnend und vorsichtig steigender Dosierung (veränderte Pharmakokinetik und Neurotransmitterfunktion im Alter). Anpassungen der Dosis an wechselnde Symptomausprägung sind häufiger notwendig.

▮ 3.10.1 Therapie mit Antidementiva

Ausreichend gesicherte Daten zur Differenzialindikation liegen nicht vor, daher richtet sich die Therapieentscheidung eher nach den unerwünschten Wirkungen. Bei der vaskulären Demenz sollte zur Schlaganfallprophylaxe ein Thrombozytenaggregationshemmer verordnet werden (ASS, Clopidogrel, Ticlopidin).

▮ **Leichte bis mittelschwere Demenz.** Cholinesterasehemmstoffe (Donepezil 5 mg/Tag, Rivastigmin 1,5 mg/Tag). Bei guter Verträglichkeit nach 4–6 Wochen evtl. auf 10 mg bzw. bis 12 mg/Tag erhöhen. Alternativ nach 3 Monaten ein zweites Antidementivum (s. u.) dazu.

Alternativen

Ginkgo biloba	120–240 mg/Tag	
Piracetam	2,4–4,8 g/Tag	**Cave:** Steigerung von Psychomotorik u. Libido

▌ **Schwere und sehr schwere Demenz:** Keine Antidementiva, da bei weit fortgeschrittenem Verlauf kein therapeutischer Effekt mehr zu erwarten ist.

▌ 3.10.2 Medikamentöse Therapie begleitender psychischer Symptome

▌ **Angst, Agitiertheit.** Niedrigpotente Neuroleptika (Pipamperon 20–40mg/Tag oder Melperon 25–100 mg/Tag), je nach Tagesschwankungen verteilt mit höchster Teildosis am Abend. Möglichst keine längerfristige Benzodiazepingabe wegen der Gefahr der Verstärkung kognitiver Beeinträchtigungen, paradoxe Wirkung im Alter bekannt (Zunahme von Angst und Agitiertheit).

▌ **Depressivität.** Keine Antidepressiva mit anticholinergen NW (Gefahr der Verstärkung der kognitiven Symptome). Zunächst ein SSRI, z.B. Citalopram, beginnend mit 10 mg/Tag (wie Sertralin wenig Interaktionen), wenn dämpfender Effekt erwünscht: Mirtazapin (beginnend mit 15 mg/Tag), alternativ oder bei Unverträglichkeit oder Non-Response Moclobemid (beginnend mit 150 mg/Tag).

▌ **Wahn und Halluzinationen.** Atypische Neuroleptika (Risperidon, beginnend mit 1 mg/Tag; Olanzapin, beginnend mit 5 mg/Tag), alternativ Haloperidol, beginnend mit 1–2 mg/Tag. **Cave:** Bei der Demenz vom Lewy-Körperchen-Typ häufig schwere Neuroleptikanebenwirkungen (EPMS).

▌ **Aggressives Verhalten.** Z.B. Risperidon 1–2 mg/Tag, beginnend mit 0,5 mg/Tag (Lösung).

> Primäre Hypo- oder Insomnien sind selten im psychiatrischen Alltag und bedürfen vorzugsweise schlafhygienischer Maßnahmen bzw. einer Verhaltenstherapie.

▌ Vorgehen bei sekundären Hypo- oder Insomnien

▌ Alle Schlafstörungen bedürfen einer gründlichen Ursachensuche und möglichst deren Beseitigung (z. B.: Grundkrankheit, Abhängigkeit, Medikation, Schmerzen etc.).

▌ Alle Patienten sollen ein Schlafprotokoll führen, um die Störung und den Erfolg der Behandlung zu dokumentieren.

▌ Zunächst müssen die Patienten über ihre Möglichkeiten der Schlafhygiene informiert werden: regelmäßige Schlafzeiten, Verzicht auf Tagesschlafepisoden, angenehme Schlafbedingungen, Ernährungsgewohnheiten, abendliche Alkohol- und Koffeinkarenz, körperliches Training, entspannende Abendgestaltung.

▌ Alle Patienten sollten ein Entspannungsverfahren erlernen (progressive Muskelrelaxation, Autogenes Training, Selbsthypnose, Biofeedback, Yoga, Meditation).

▌ Nicht jeder Schlafmangel ist schädlich. Bei Depressionen lässt sich das Früherwachen therapeutisch als Wachtherapie nutzen, bei kurzen, eher unkomplizierten Entzügen ist er tolerierbar. Schlafmangel bei akuten schizophrenen und manischen Episoden verstärkt in der Regel die Symptome und sollte medikamentös behandelt werden, siehe Kapitel 3.1 und

3.3.1. Bei demenziellen Erkrankungen haben sich Melperon und Pipamperon bewährt.

▍ Kein Patient sollte mehr als zwei sedierende Pharmaka erhalten und diese sollten immer aus verschiedenen Substanzmittelgruppen stammen (**Cave:** viele anticholinerg wirksame Medikamente).

▍ Wenn der Patient bereits ein sedierendes Medikament erhält, soll, bevor ein zweites eingesetzt wird, die Dosierung des ersten ausgeschöpft werden.

▍ Wenn Patienten auch tagsüber sediert werden, ist es in der Regel nicht notwendig, die Dosis zur Nacht zu erhöhen, da dann eine größere Nähe zur Schlafschwelle besteht, dies muss jedoch wegen möglicher negativer Placeboeffekte („Wenn ich tagsüber von dieser Dosis nur müde werde, wie soll ich dann abends davon schlafen?") den Patienten und den Mitarbeitern der Pflege gut erläutert werden.

▍ Die Datenlage zur Wirksamkeit von Baldrianextrakten ist unzureichend. Voraussetzung für eine Wirkung ist eine mindestens drei- bis vierwöchige Einnahme von Baldrianextrakt (600 mg z. N.). Die allgemeine Befindlichkeit scheint sich dabei deutlicher zu bessern als der Schlaf.

▍ Alle Untersuchungen zur Wirksamkeit von Schlafmedikamenten zeigen einen deutlichen positiven Placeboeffekt. Diesen kann man sich auch mit der Gabe von Baldrianextrakt zunutze machen. Insgesamt ist die Datenlage zur Verträglichkeit von Baldrianextrakt eher arm, es scheint insgesamt gut verträglich zu sein.

■ Wahl der Medikation

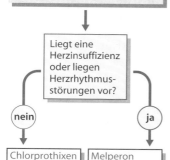

Der Patient leidet an/hat:
- Abhängigkeitsvorgeschichte
- Angsterkrankung
- Dysthymia
- Persönlichkeitsstörung
- chronische Schmerzen
- chronische Schlafstörung
- chronische körperliche
  Erkrankung

Liegt eine
Herzinsuffizienz
oder liegen
Herzrhythmus-
störungen vor?

nein   **ja**

Chlorprothixen 30–50(–100) mg	Melperon 25–75 mg
oder	oder
Promethazin 25–75 mg	Pipamperon (20–) 40 (–80) mg
oder	oder
Doxepin 25–75 mg	Mirtazapin 15 (–30) mg
oder	
Trimipramin 25–75 mg	

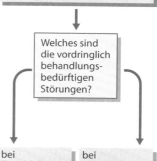

Der Patient leidet an/hat:
- keine
  Abhängigkeitsvorgeschichte
- reale Furcht/Sorge (z.B. OP)
- Epilepsie

Es geht um eine einmalige
oder sehr kurzfristige Gabe
eines Schlafmittels

Welches sind
die vordringlich
behandlungs-
bedürftigen
Störungen?

bei Einschlaf-störungen:	bei Durchschlaf-störungen:
Zolpidem 10 mg	Lormetazepam 0,5–1 (–2) mg
	oder
	Diazepam 5–10 mg (nur wenn ein Überhang vertretbar ist)

KAPITEL 5 Psychopharmakotherapie in Schwangerschaft und Stillzeit

Die Verordnung von Psychopharmaka während Schwangerschaft und Stillzeit setzt stets ein sorgfältiges Abwägen zwischen der prä- und postnatalen Exposition des Kindes auf der einen Seite und dem Risiko der Mutter andererseits (Wiedererkrankung nach Absetzen der Medikation, verzögerte Gesundung bei Therapie ohne Psychopharmaka etc.) voraus.

In der Stillzeit hat oberste Präferenz die Entwicklung einer tragfähigen Mutter-Kind-Beziehung, auch hier muss der mögliche Nutzen (gesündere Mutter = bessere Mutter-Kind-Beziehung) gegen den möglichen Schaden (Psychopharmakaexposition des Kindes) abgewogen werden. Immer sollten die Eltern gründlich informiert und in die Entscheidung einbezogen werden. Hierzu muss eine ausführliche Dokumentation erfolgen.

Vor jeder medikamentösen Therapie ist durch Anamnese und ggf. durch einen Schwangerschaftstest eine Schwangerschaft, so weit wie das möglich ist, auszuschließen.

Sollte in Schwangerschaft und Stillzeit nach Abwägung aller Gesichtspunkte eine medikamentöse Therapie angezeigt sein, so gilt Folgendes:

▌ Eine Monotherapie sollte angestrebt werden.

▌ Wenn mit Psychopharmaka behandelt wird, dann mit möglichst niedriger, aber ausreichender Dosierung. Es hat keinen Sinn, Mutter und Kind den Risiken der Krankheit und der Medikation auszusetzen.

▌ Bei Feststellung der Schwangerschaft ist häufig die gefährlichste Zeit für teratogene Effekte vorbei, dann ist ein Absetzen der Medikation nicht mehr hilfreich.

❚ Bei allen Medikamenten, bei denen eine Plasmaspiegel-Wirkungs-Korrelation bekannt ist, sollte diese regelmäßig bestimmt werden, um Unter- und Überdosierung zu vermeiden. Die regelmäßige Bestimmung ist aufgrund der bekannten Änderungen während der Schwangerschaft notwendig (gesteigerter Lebermetabolismus, Proteinbindung verändert etc.).

❚ Es bedarf einer besonderen Begründung, wenn ein als wirksam bekanntes Medikament nicht eingesetzt wird.

❚ Eine enge Kooperation mit den Gynäkologen und Kinderärzten ist unbedingt notwendig, mit diesen sollten auch Dosisreduktionen bzw. Absetzen der Medikation in der letzten Zeit vor der Geburt diskutiert werden.

❚ Die Elektrokrampftherapie kann bei entsprechender Indikation als alternatives Verfahren angesehen werden.

❚ **Stillzeit.** Wenn es möglich ist, sollen Psychopharmaka in einer abendlichen Einmaldosis verabreicht werden. Es ist sinnvoll, die Milch mit den höchsten Medikamentenspiegeln (abhängig von der Medikation) zu verwerfen und ggf. ergänzend Flaschennahrung zu verabreichen. Das Kind muss wegen evtl. Nebenwirkungen pädiatrisch genau beobachtet werden.

❚ Behandlung der Schizophrenie

Hochpotente Neuroleptika sind Mittel der Wahl (**Haloperidol** *oder* **Fluphenazin**). Depotpräparate sind kontraindiziert. Daten zu atypischen Neuroleptika sind unzureichend, am besten dokumentiert (weil am längsten bekannt) ist Clozapin.

❚ Behandlung der Depression

Trizyklika (**Nortriptylin** und **Desipramin** als sekundäre Amine mit geringeren anticholinergen Nebenwirkungen) sind Mittel der Wahl. Von den SSRI liegen die meisten Berichte zu **Fluoxetin** vor, welches eine brauchbare zweite Wahl zu sein scheint (**Cave:** lange HWZ). Plasmaspiegelbestimmungen bei Trizyklika sind erforderlich. Auf MAO-Hemmer sollte möglichst verzichtet werden.

▌ Behandlung der bipolaren Störung

Mittel der ersten Wahl sind **Neuroleptika** und **Antidepressiva**; sie bergen, wenn überhaupt, dann kein so hohes teratogenes Risiko.

Lithium, Carbamazepin und **Valproinsäure** sind als teratogen bekannt. Deshalb erfordert der Einsatz dieser Medikamente eine besonders strenge Indikationsstellung.

Lithium. Aufgrund der bekannten teratogenen Effekte am Herzen (die wahrscheinlich deutlich seltener vorkommen als ursprünglich angenommen) ist zwischen der 16. und der 18. Woche eine fetale Echokardiographie empfehlenswert. Wöchentliche Lithiumspiegelkontrollen nahe dem Geburtstermin und danach sind erforderlich. Empfohlen werden eine Aufteilung der täglichen Lithiumdosierung auf 3–5 Einnahmen pro Tag und 2 Wochen vor dem errechneten Geburtstermin eine Reduktion (25–50%), um einer drohenden Toxizität für Mutter und Kind durch die physiologischen Verschiebungen der Extrazellulärflüssigkeit nach der Entbindung vorzubeugen.

Carbamazepin und **Valproat** erhöhen das Risiko einer Spina bifida; Frauen, die diese Medikation erhalten, sollten tgl. 4 mg Folsäure einnehmen (prophylaktische Wirksamkeit nicht gesichert, jedoch angenommen). α-Fetoprotein sollte vor der 20. SSW im mütterlichen Serum bestimmt werden, auf jeden Fall sollten gründliche Ultraschalluntersuchungen erfolgen, ggf. eine Amniozentese. 400 µg Folsäure tgl. sind empfehlenswert bei allen Frauen in gebärfähigem Alter, die nicht aktiv eine Schwangerschaft planen, aber schwanger werden könnten und Carbamazepin oder Valproinsäure erhalten.

Schwangere, die **Carbamazepin** erhalten, sollen von der 36. SSW bis zur Geburt 10–20 mg Vitamin K täglich erhalten.

▌ **Benzodiazepine.** Es existieren unterschiedliche Einschätzungen der Teratogenität von Benzodiazepinen. Wenn Benzodiazepine notwendig sind, ist Lorazepam einzusetzen. Ein Ultraschallanomaliescreening ist in der 18–20. SSW empfohlen.

KAPITEL 6

Psychopharmaka und Fahrtauglichkeit

> Die Fahrtauglichkeit ist bei mittelschweren und schweren psychischen Erkrankungen sowie zu Beginn einer medikamentösen Therapie in der Regel nicht gegeben.

Jeder Patient muss darüber aufgeklärt werden, wenn seine Krankheit und/oder die medikamentöse Behandlung zu einer Beeinträchtigung der Fahrtauglichkeit führen.

Die erfolgte Aufklärung muss dokumentiert werden.

Als praktische Empfehlung kann gelten:

- In der Ein- oder Umstellungsphase mit sedierenden Psychopharmaka ist in der Regel die Fahrtauglichkeit für mindestens 10–14 Tage nicht gegeben, bei Benzodiazepinen auch über diesen Zeitraum hinaus.
- Eine stabile Erhaltungstherapie beeinflusst die Fahrtauglichkeit in der Regel nicht.
- Der Patient muss auf seine Eigenverantwortlichkeit hingewiesen werden.

Es gibt nur wenige Untersuchungen über den Einfluss der einzelnen Psychopharmaka auf die Fahrtauglichkeit. Die nachfolgende Tabelle (nach Benkert, Hippius 2000) enthält Hinweise zur möglichen Beeinträchtigung der Fahrtauglichkeit durch Psychopharmaka.

Psychopharmaka	Eigenschaften	Einfluss auf die Fahrtauglichkeit
▮ Antidepressiva	sedierend (z. B. Amitriptylin, Doxepin, Mirtazapin, Nefazodon)	Fahrtauglichkeit während Aufdosierung und in den ersten 2 Wochen nach Erreichen der Zieldosis eingeschränkt, i. d. R. keine Einschränkung während Erhaltungstherapie
	nicht sedierend (z. B. Nortriptylin, Desipramin, Reboxetin, SSRI, MAOH, Venlafaxin)	Fahrtauglichkeit i. d. R. nicht eingeschränkt
▮ Neuroleptika	zu Beginn der Behandlung sedierend mit Einschränkung der Konzentrationsfähigkeit, orthostatische Dysregulation (besonders Levomepromazin u. ä.)	Fahrtauglichkeit während Aufdosierung und in den ersten 2 Wochen nach Erreichen der Zieldosis eingeschränkt, Erhaltungstherapie i. d. R. ohne Einschränkung
	sedierender Effekt bei Clozapin und Olanzapin kann länger anhaltend sein	bei Clozapin und Olanzapin muss mit längerer Einschränkungszeit gerechnet werden
▮ Benzodiazepine (auch „Non-Benzodiazepin-Hypnotika")	Sedierung, Konzentrationsstörung und Funktionsstörung der Muskulatur bekannt, Amnesie möglich	Fahrtauglichkeit sowohl in Einstellungsphase als auch bei höherer Dosierung in der Erhaltungstherapie eingeschränkt
▮ Lithium	als initiale Nebenwirkungen leichte Müdigkeit und feinschlägiger Tremor bekannt	Fahrtauglichkeit während Aufdosierung eingeschränkt, i. d. R. nicht während Erhaltungstherapie
▮ Carbamazepin	bei Therapiebeginn Benommenheit, Schwindel, ataktische Störungen und Müdigkeit bekannt	
▮ Valproinsäure	bei Therapiebeginn Sedierung, Tremor und ataktische Störungen bekannt	

Bei speziellen Fragestellungen zur Fahreignung psychisch Kranker sind die Begutachtungsleitlinien zur Kraftfahrereignung der Bundesanstalt für Straßenwesen hinzuzuziehen. Nach diesen Leitlinien ist die Fahreignung nicht gegeben bei jeder Depression, die z.B. mit Wahn, stuporösen Symptomen oder akuter Suizidalität einhergeht, bei allen manischen Phasen, bei akuten Stadien schizophrener Episoden, bei Demenz oder organischen Psychosen wie Delir oder Korsakow-Syndrom.

Nach Abklingen einer manischen Phase oder wenn die relevanten Symptome einer Depression nicht mehr vorhanden sind, ist unter Berücksichtigung der bestehenden Psychopharmakotherapie in der Regel von einem schnellen Wiedererlangen der Fahrtauglichkeit auszugehen. Dagegen ist die Fahreignung nicht gegeben, wenn mehrere manische oder schwere depressive Phasen mit kurzen Intervallen vorliegen.

Nach einer abgelaufenen akuten schizophrenen Psychose ist in der Regel, ebenfalls unter Berücksichtigung der verordneten Psychopharmaka, die Fahreignung wieder gegeben, wenn keine Störungen mehr nachweisbar sind, die das Realitätsurteil erheblich beeinträchtigen, wie z.B. Wahn, Halluzinationen, schwere kognitive Störungen. Eine neuroleptische Langzeitbehandlung schließt die positive Beurteilung nicht aus.

Kapitel 7 Diagnostische Maßnahmen vor und während der Psychopharmakotherapie

Die nachfolgenden Tabellen (modifiziert nach Benkert, Hippius 2000) fassen die notwendigen Kontrollen zusammen.

Die erste Kontrolle empfiehlt sich bei Beschwerdefreiheit nach 1–2 Wochen. Vor jeder Entlassung eines psychopharmakotherapierten Patienten sollten BB, GOT, GPT, γGT, Harnstoff, Kreatinin, Natrium und Kalium bestimmt werden.

▌ Empfohlene Kontrollen bei Therapie mit Neuroleptika

Unter-suchung	Vor-her	Monate						Viertel-jährlich	Halb-jährlich
		1	2	3	4	5	6		
Olanzapin[4], Quetiapin und trizyklische Neuroleptika (außer Clozapin und Thioridazin[1])									
BB	X	XX	XX	XX	X	X	X	X	
RR, Puls	X	X	X	X			X	X	
Harnstoff, Kreatinin	X	X		X			X		X
GOT, GPT, γGT	X	X	X	X			X	X	
EKG	X	X					X[3]		X[3]
EEG	X	X							
Gewicht	X	X	X	X	X	X	X	X	

Unter-suchung	Vor-her	Monate 1	2	3	4	5	6	Viertel-jährlich	Halb-jährlich
Clozapin									
Differenzial-blutbild	X	XXXX	XXXX	XXXX	XXXX	XX	X	weiter monatlich	
RR, Puls	X	X	X	X			X	X	
Harnstoff, Kreatinin	X	X		X			X		X
GOT, GPT, γGT	X	X	X	X			X	X	
EKG²	X	nach 14 Tagen			X				X
EEG	X	X					X		X
Gewicht	X	X	X	X	X	X	X	X	
Andere Neuroleptika									
BB	X	X	X	X			X	X	
RR, Puls	X	X	X	X			X	X	
Harnstoff, Kreatinin	X	X		X			X		X
GOT, GPT, γGT	X	X					X		X
EKG	X	X							
EKG (Halo-peridol)⁵	X	X					X		X
EEG	X								
Gewicht	X	X	X	X	X	X	X	X	

X = Anzahl der empfohlenen Kontrollen; der empfohlene Umfang der notwendigen Routinekontrollen ist bisher nicht im Einzelnen empirisch abgesichert.

[1] Für Thioridazin empfehlen die Hersteller in den ersten Behandlungsmonaten wöchentliche BB-Kontrollen und in den ersten drei Monaten monatliche EKG-Kontrollen, später vierteljährlich. Wir halten Thioridazin für entbehrlich.

[2] Unter Clozapin sind toxisch-allergische Myokarditiden beschrieben, deshalb rasches EKG bei kardialen Beschwerden oder Fieber.

[3] Kontrolle bei allen Patienten über 60 Jahren.

[4] Neuere Berichte sprechen für eine wöchentliche Blutzuckerbestimmung im ersten Monat bei Olanzapin.

[5] Gleiches gilt für Pimozid und Fluspirilen, die beiden Substanzen sind unserer Ansicht nach entbehrlich.

▮ Empfohlene Kontrollen bei Therapie mit Antidepressiva

Untersuchung	Vorher	Monate 1	2	3	4	5	6	Vierteljährlich	Halbjährlich
Trizyklische und tetrazyklische Antidepressiva									
BB[1]	X	XX	XX	XX	X	X	X	X	
GOT, GPT, γGT	X	X	X	X			X	X	
Harnstoff, Kreatinin	X	X		X			X		X
EKG	X	X					X[3]		X[3]
EEG	X	X					X		
RR, Puls	X	X	X	X	X	X	X	X	
Gewicht	X	X	X	X	X	X	X	X	
Andere Antidepressiva									
BB[2]	X	X					X		X
GOT, GPT, γGT	X	X					X		X
Harnstoff, Kreatinin	X	X					X		X
EKG	X	X							
RR, Puls	X	X					X	X	
Gewicht	X	X	X	X	X	X	X	X	

X = Anzahl der empfohlenen Kontrollen. Der empfohlene Umfang der notwendigen Routineuntersuchungen ist bisher nicht im Einzelnen empirisch abgesichert.

[1] Für Mianserin empfehlen die Hersteller in den ersten Behandlungsmonaten wöchentliche BB-Kontrollen.

[2] Wir empfehlen für Mirtazapin im ersten Vierteljahr zweiwöchentliche BB-Kontrollen.

[3] Kontrolle bei allen Patienten über 60 Jahren.

▌ Empfohlene Kontrollen bei Therapie mit Lithiumsalzen

Untersuchung	Vorher[2]	Monate						Vierteljährlich	Halbjährlich
		1	2	3	4	5	6		
Lithiumserumspiegel		XXXX	X	X	X	X	X	X	
Kreatinin, Harnstoff	X	XXXX	X	X	X	X	X	X	
Kreatininclearance	X								X
RR, Puls	X	X		X			X	X	
Körpergewicht	X	X	X	X	X	X	X	X	
Halsumfang	X			X			X	X	
T3, T4, TSH	X								X
Natrium, Kalium, Calcium	X	X							X
EKG	X								X
EEG	X	X[1]							X[1]

[1] EEG-Kontrollen bei zusätzlicher Gabe von Neuroleptika.

[2] Zusätzlich zu den in der Tabelle aufgeführten Untersuchungen sind vor der Neueinstellung notwendig: Anamnese (bes.: Niere, Herz, Schilddrüse, Schwangerschaft), internistische und neurologische Untersuchung, Blutbild, Blutsenkung, Nüchternblutzucker, Harnsäure, Urinstatus, Schwangerschaftstest.

KAPITEL 8

Kosten der Psychopharmakotherapie nach der Roten Liste 2001

Tabelle 8.1. Empfohlene Medikamente zur Behandlung affektiver Störungen, Angst- und Zwangsstörungen

Substanz-name	RL-Nr.	Handels-name	Dosis, Packungs-größe und Tablettenanzahl	Packungs-preis (DM)	Tabletten-preis (DM)	Tages-dosis (mg)	tgl. Behand-lungskosten (DM)
Empfohlene Medikamente zur Behandlung der Depression							
Amitriptylin	71146	Saroten ret.	75 mg, N3, 100	74,17	0,74	150	1,48
Clomipramin	71097	Anafranil	75 mg, N3, 100	174,21	1,74	75–150 (–300)	1,74–3,48 (6,96)
Citalopram	71179	Sepram	20 mg, N3, 100 40 mg, N3, 100	299,73 443,82	3,00 4,44	20	2,22 (1/2×40 mg)
Doxepin	71098	Aponal	75 mg, N3, 100	109,90	1,10	150	2,20
Hypericum Extr.	71045	Remotiv	250 mg, N3, 100	46,45	0,46	500	0,92
Imipramin	71150	Tofranil	25 mg, N3, 100	50,62	0,51	125–150	2,55–3,06
Mirtazapin	71144	Remergil	30 mg, N3, 100 45 mg, N3, 100	414,35 609,20	4,14 6,09	30–60 15–30 z. N.	4,14–8,28 2,07–4,14
Moclobemid	71087	Aurorix	150 mg, N3, 100 300 mg, N3, 100	198,14 335,91	1,98 3,36	300–600	3,96–6,72
Venlafaxin	71189	Trevilor ret.	75 mg, N3, 100 150 mg, N3, 100	333,95 557,36	3,34 5,57	75–225(–375)	3,34–8,91 (–14,48)

Empfohlene Medikamente zur Phasenprophylaxe

Carbamazepin	15030	Tegretal ret.	400 mg, N3, 200	162,92	0,81	600–1200	1,22–2,43
Lithium	71379	Hypnorex ret.	10,8 mmol, N3, 100	43,74	0,44	ca. 4 Tbl. (nach Spiegel)	ca. 1,76
Valproinsäure	15049	Orfiril	300 mg, N3, 200	99,90	0,50	1200–1800	2,0–3,0

Empfohlene Medikamente zur Behandlung der Angst- und Zwangserkrankungen

Buspiron	71372	Bespar	10 mg, N3, 100	175,11	1,75	40–60	7,00–10,50
Clomipramin	71097	Anafranil	75 mg, N3, 100	174,21	1,74	150(–400)	3,48–(6,96)
Imipramin	71150	Tofranil	25 mg, N3, 100	50,62	0,51	125–150	2,55–3,06
Moclobemid	71087	Aurorix	150 mg, N3, 100	198,14	1,98	300–600	3,96–6,72
			300 mg, N3, 100	335,91	3,36		
Paroxetin	71181	Tagonis	20 mg, N3, 100	387,18	3,87	20–40–60	3,87–7,74 –11,61

Tabelle 8.2. Empfohlene Medikamente zur Behandlung schizophrener Störungen

Substanzname	RL-Nr.	Handelsname	Dosis, Packungsgröße und Tablettenanzahl	Packungspreis (DM)	Tablettenpreis (DM)	Tagesdosis (mg)	tgl. Behandlungskosten (DM)
Empfohlene Medikamente zur Behandlung der Schizophrenie							
Amisulprid	71265	Solian	200 mg, N3, 100	452,35	4,52	200-400-600	4,52-9,04-13,56
Chlorprothixen	71223	Truxal	15 mg, N3, 100 50 mg, N3, 100	19,16 45,44	0,19 0,45	200-400 30-50-100 z. N.	1,80-3,60 0,38-0,45-0,90
Clozapin	71259	Leponex	100 mg, N3, 100	226,86	2,27	200-800	4,54-18,16
Flupentixol	71220	Fluanxol	5 mg, N3, 100	89,90	0,90	10	1,80
Flupentixol-decanoat	71280 71281	Fluanxol-Depot	5 Amp., 2%, 20 mg 1 Amp., 10%, 100 mg	128,56 117,76	25,71 117,76	20-60 mg alle 2-3 Wochen	14d 21d 20 mg 1,84 1,22 60 mg 5,41 3,67
Haloperidol	71228	Haldol-Janssen	5 mg, N2, 50	38,58	0,77	10	1,54
Haloperidol-decanoat	71271	Haldol-Janssen Decanoat	5 Amp., 50 mg 5 Amp., 150 mg	125,35 349,33	25,07 69,87	25-150 mg alle 4 Wochen	28 d 25 mg 0,90 150 mg 2,50
Levomepromazin	71202	Neurocil	25 mg, N2, 50 100 mg, N2, 50	19,58 51,53	0,39 1,03	100-600	1,56-6,18
Olanzapin	71275	Zyprexa	7,5 mg, 56 Tbl. 10 mg, 56 Tbl.	601,54 802,06	10,74 14,32	10-20	14,32-28,64

Quetiapin	71264	Seroquel	200 mg, N3, 100	675,58	6,76	400–600	13,25–20,28
Risperidon	71263	Risperdal	2 mg, N2, 50	279,78	5,59	2–4–6	5,59–10,91–16,50
			3 mg, N2, 50	414,34	8,28		
			4 mg, N2, 50	545,52	10,91		
Zuclopenthixolacetat	71276	Ciatyl Z Acuphase	1 Amp., 50 mg	34,20	34,20	50–100 mg/3 d	11,40–22,80

Empfohlene Medikation zur Behandlung der Nebenwirkungen von Neuroleptika

Biperiden	70020	Akineton	2 mg, N3, 100	25,18	0,25	2–4	0,25–0,67
			4 mg ret., N3, 100	66,92	0,67		
Propranolol	27097	Dociton	10 mg, N3, 100	17,85	0,18	20–80	0,36–0,70
			40 mg, N3, 100	34,58	0,35		

d Tag

Tabelle 8.3. Empfohlene Medikamente zur Behandlung von Abhängigkeitserkrankungen und Schlafstörungen

Substanz-name	RL-Nr.	Handels-name	Dosis, Packungs-größe und Tablettenanzahl	Packungs-preis (DM)	Tabletten-preis (DM)	Tages-dosis (mg)	tgl. Behand-lungskosten (DM)
Empfohlene Medikamente zur Behandlung von Abhängigkeitserkrankungen							
Carbamazepin	15030	Tegretal ret.	400 mg, N3, 200	162,92	0,81	600–1200	1,22–2,43
Clomethiazol	71386	Distraneurin	N3, 100 Kps.	84,66	0,85	12 Kps.	10,20
			300 ml Mixtur	48,69	1,62 (10 ml)	60 ml	9,74
Clonidin	17006	Catapresan	75 µg, N3, 100	35,94	0,36	~600 µg	~2,88
Diazepam	71365	Valiquid 0,3	25 ml = 250 mg (10 mg = 30°= 1 ml)	16,03	0,64 (30°)	50	3,20
	71366	Valium	5 mg, N3, 50	17,39	0,35	5–10 z. N.	0,35–0,57
			10 mg, N3, 50	28,39	0,57		
Doxepin	71098	Aponal	75 mg, N3, 100	109,90	1,10	150	2,20
Polamidon	05035	Polamidon	5×20 ml	83,33	0,83 (1 ml)		
Promethazin	71191	Atosil	25 mg, N3, 100	32,05	0,32	25–75 z. N.	0,32–0,96

Empfohlene Schlafmedikamente

Chlorprothixen	71223	Truxal	15 mg, N3, 100	19,16	0,19	30–50–100	0,38–0,45–0,90
			50 mg, N3, 100	45,44	0,45		
Diazepam	71365	Valiquid 0,3	25 ml = 250 mg (10 mg = 30° = 1 ml)	16,03	0,64 (30°)	5–10	0,35–0,57
	71356	Valium	5 mg, N3, 50	17,39	0,35		
			10 mg, N3, 50	28,39	0,57		
Doxepin	71098	Aponal	75 mg, N3, 100	109,90	1,10	25–75	0,51–1,10
			25 mg, N3, 100	50,62	0,51		
Lormetazepam	49121	Noctamid	1 mg, N2, 20	15,31	0,77	0,5–1–2	0,39–0,77–1,54
Melperon	71226	Eunerpan	25 mg, N3, 100	46,88	0,47	25–100	0,47–1,37
			100 mg, N2, 50	68,31	1,37		
Mirtazapin	71144	Remergil	30 mg, N3, 100	414,35	4,14	15–30	2,07–4,14
			45 mg, N3, 100	609,20	6,09		
Pipamperon	71225	Dipiperon	40 mg, N3, 100	74,10	0,74	20–40–80	0,37–0,74–1,48
Trimipramin	71148	Stangyl	25 mg, N3, 100	50,62	0,51	25–75	0,51–1,53
			100 mg, N3, 100	134,62	1,35		
Zolpidem	49151	Stilnox	10 mg, N2, 20	34,97	1,75	10	1,75

Tabelle 8.4. Empfohlene Medikamente zur Behandlung von Demenzen

Substanz-name	RL-Nr.	Handels-name	Dosis, Packungs-größe und Tablettenanzahl	Packungs-preis (DM)	Tabletten-preis (DM)	Tages-dosis (mg)	tgl. Behand-lungskosten (DM)
Donepezil	11026	Aricept	5 mg, N3, 98 10 mg, N3, 98	785,88 983,58	8,02 10,04	5–10 mg	8,02–10,04
Ginkgo biloba	11004	Gingobeta 40	40 mg, N3, 100	49,45	0,49	120–240 mg	1,47–2,94
Piracetam	11077	Piracetam-ratiopharm 1200	1200 mg, N3, 100	51,64	0,52	2,4–4,8 g	1,04–2,08
Rivastigmin	11028	Exelon	1,5 mg, N3, 112 6 mg, N3, 112	427,67 472,67	3,82 4,22	1,5–12 mg	3,82–8,44

In den obigen Tabellen sind einige Handelspräparate beispielhaft aufgeführt, die Preise für die gleichen Substanzen anderer Hersteller können variieren.

Literaturverzeichnis

Allgemeine Literatur

1. Baziere S (2000) Psychotropic drug directory. Mark Allen Publishing, Wilts, England
2. Benkert O, Hippius H (2000) Kompendium der psychiatrischen Pharmakotherapie. 2. Aufl. Springer ,Berlin Heidelberg
3. Berger M (1999) Psychiatrie und Psychotherapie. Urban & Schwarzenberg, München Wien Baltimore
4. DGPPN (Hrsg) (2000) Behandlungsleitlinie Schizophrenie, Praxisleitlinien. In: Psychiatrie und Psychotherapie, Band 1. Steinkopff, Darmstadt
5. DGPPN (Hrsg) (2000) Leitlinien zur Diagnostik und Therapie von Angsterkrankungen, Praxisleitlinien in Psychiatrie und Psychotherapie, Band 2. Steinkopff, Darmstadt
6. DGPPN (Hrsg) (2000) Behandlungsleitlinie Demenz, Praxisleitlinien in Psychiatrie und Psychotherapie, Band 3. Steinkopff, Darmstadt
7. DGPPN (Hrsg) (2000) Behandlungsleitlinie Affektive Erkrankungen, Praxisleitlinien in Psychiatrie und Psychotherapie, Band 5. Steinkopff, Darmstadt. Band 1. Steinkopff, Darmstadt
8. Möller HJ (2000) Therapie psychiatrischer Erkrankungen, 2. Auflage. Thieme, Stuttgart New York
9. Rudolf G (2000) Therapieschemata Psychiatrie, 4. Aufl. Urban & Fischer, München
10. Schatzberg AF, Nemeroff CB (1998) Textbook of Psychopharmacology, 2nd ed. The American Press, Washington London

Notfallbehandlung

11. Hewer W, Rössler W (1998) Das Notfall Psychiatrie Buch. Urban & Fischer, München
12. Wetterling T (2001) Psychiatrische Notfälle. In: Braun J, Preuß R (Hrsg) Klinikleitfaden Intensivmedizin, 5. Aufl. Urban & Fischer, München

Behandlung der Schizophrenie

13. Addington D (ed) (1998) A literature review of „The Burden of extrapyramidal side-effects in schizophrenia". Clear Perspectives, Management Issues in Schizophrenia 1(4):5–35
14. American Psychiatric Association (1997) Practice guideline for the Treatment of patients with schizophrenia. Am J Psychiatry 154 (4 Suppl):1–63
15. Böker W, Brenner HD (1997) Behandlung schizophrener Psychosen. Enke, Stuttgart
16. Breier AF, Malhotra AK, Su TP, Pinals DA, Elman I, Adler CM, Lafargue RT, Clifton A, Pickar D (1999) Clozapine and risperidone in chronic schizophrenia: effects on symptoms, parkinsonian side effects, and neuroendocrine response. Am J Psychiatry. 156(2):294–298
17. Coukell A, Spencer C, Benfield P (1996) Amisulprid. A review of its pharmacodynamic and pharmacokinetic properties and therapeutic efficacy in the management of schizophrenia. CNS Drugs 6:237–256
18. Fleischhacker WW, Hummer M (1997) Drug treatment of schizophrenia in the 1990s. Achievements and future possibilities in optimizing outcomes. Drug 53(6):915–929
19. Gaebel W, Marder S (1996) Conclusions and treatment recommendations for the acute episode in schizophrenia. International Clinical Psychopharmacology 11(2):93–100
20. Hofmann P, Melisch B, Zapatoczky HG, Kulhanek F (1993) Neuroleptic low-dose long-term strategy and intermittent therapy strategy in chronic schizophrenia – a critical review. Fortschr Neurol Psychiatr 61(6):195–200
21. Kissling W (ed) (1991) Guidelines for neuroleptic relapse prevention in schizophrenia. Springer, Berlin

22. Lambert M, Perro C, Holzbach R, Krausz M, Naber D (1999) Olanzapin – ein atypisches Neuroleptikum in der Behandlung schizophrener Erkrankungen. Psychopharmakotherapie 2(6):38–52
23. Treatment of schizophrenia (1999) The Expert Consensus Guideline Series. J Clin Psychiatry 60(Suppl 11):3–80
24. Möller HJ (1996) Review: treatment of schizophrenia. State of the art. Eur Arch Psychiatry Clin Neurosci 246(5):229–234
25. Müller P (1999) Therapie der Schizophrenie. Thieme, Stuttgart

Behandlung affektiver Störungen

▌ Depression

26. American Psychiatric Association (1993) Practice guideline for major depressive disorder in adults. Am J Psychiatry 150(4):1–26
27. Bauer M, Ahrens B (1996) Bipolar Disorder. A practical guide to drug treatment. CNS Drugs 6(1):35–52
28. Gastpar M, Rimpel J (1995) Akutbehandlung affektiver Erkrankungen. Nervenheilkunde 14:100–107
29. Greil W, Ludwig-Mayerhofer W, Erazo N, Engel RR, Czernik A, Giedke H, Müller-Oerlinghausen B, Osterheider M, Rudolf GA, Sauer H, Tegeler J, Wetterling T (1996) Comparative efficacy of lithium and amitriptyline in the maintenance treatment of recurrent unipolar depression: a randomised study. J Affect Disord 40(3):179–190
30. Laux G (1997) Wahl des Antidepressivums und Optimierung einer laufenden Behandlung, In: Bauer M, Berghöfer A (Hrsg) Therapieresistente Depressionen. Springer, Berlin 91–100
31. Riederer P, Laux G, Pöldinger W (1993) Neuropsychopharmaka, ein Therapiehandbuch, Band 3, Antidepressiva und Phasenprophylaktika. Springer, Wien New York
32. van Calker D, Berger M (1995) Erhaltungstherapie und Prophylaxe rezidivierender affektiver Erkrankungen. Nervenheilkunde 14:108–117

▮ Manie

33. American Psychiatric Association (1994) Practice guideline for the treatment of patients with bipolar disorder. Am J Psychiatry 151(12): 1–36
34. Gehlenberg AJ, Hopkins HS (1996) Antipsychotics in bipolar disorder. J Clin. Psychiatry 57(9):49–52
35. Greil W, Ludwig-Mayerhofer W, Erazo N, Schöchlin C, Schmidt S, Engel RR, Czernik A, Giedke H, Müller-Oerlinghausen B, Osterheider M, Rudolf GA, Sauer H, Tegeler J, Wetterling T (1997) Lithium versus carbamazepine in the maintenance treatment of bipolar disorders – a randomised study. J Affect Disord 43(2):151–161
36. Marneros A (1999) Handbuch der unipolaren und bipolaren Erkrankungen. Thieme, Stuttgart New York
37. Sachs GS (1996) Bipolar mood disorder: practical strategies for acute and maintenance phase treatment. J Clin Psychopharmacol. 16(2):32–47
38. Walden J, Grunze H (1998) Bipolare affektive Störungen: Ursachen und Behandlung. Thieme, Stuttgart New York

Behandlung schizoaffektiver Störungen

39. Buckley PF (1997) New dimensions in the pharmacologic treatment of schizophrenia and related psychoses. J Clin Pharmacol. 37(5): 363–378
40. Greil W, Ludwig-Mayerhofer W, Erazo N, Engel RR, Czernik A, Giedke H, Müller-Oerlinghausen B, Osterheider M, Rudolf GA, Sauer H, Tegeler J, Wetterling T (1997) Lithium vs carbamazepine in the maintenance treatment of schizoaffective disorder: a randomised study. Eur Arch Psychiatry Clin Neurosci 247(1):42–50
41. Keck PE Jr, McElroy SL, Strakowski SM (1999) Schizoaffective disorder: role of atypical antipsychotics. Schizophr Res. 35(1):5–12
42. Keck PE Jr, McElroy SL, Strakowski SM (1996) New developments in the pharmacological treatment of schizoaffective disorder. J Clin Psychiatry 57(9):41–48
43. McElroy SL, Keck PE Jr, Strakowski SM (1999) An overview of the treatment of schizoaffective disorder. J Clin Psychiatry 60(5):16–21

Behandlung der Angsterkrankungen

44. Feighner JP (1999) Overview of antidepressants currently used to treat anxiety disorders. J Clin Psychiatry. 60(22):18–22
45. Lörch B (1999) Effekte und Effektstärken der Behandlung von Panikstörungen. Psycho 25(11):679–685

Behandlung der Zwangserkrankungen

46. Cartwright C, Hollander E (1998) SSRIs in the treatment of obsessive-compulsive disorder. Depress Anxiety 8(1)1:105–113
47. Hohagen F, Berger M (1998) New perspectives in research and treatment of obsessive-compulsive disorder. Br J Psychiatry 173, Suppl (35):1
48. Schatzberg AF (2000) New indications for antidepressants. J Clin Psychiatry 61, Suppl 11:9–17

Behandlung des Alkoholentzugs

49. Anton RF, Becker HC (1995) Pharmacotherapy and pathophysiology of alcohol withdrawal. In: Kranzler HR (Hrsg) The pharmacology of alcohol abuse. Springer, Berlin, S 315–368
50. Collins MN, Burns T, van den Berk PA, Tubman GF (1990) A Structured programme for out-patient alcohol detoxification. Br J Psychiatry 156:871–874
51. Mayo-Smith MF (1997) Pharmacological management of alcohol withdrawal, a meta-analysis and evidence-based practice guideline. JAMA 278(2):144–151
52. Soyka M, Horak M, Löhnert B, Löhnert E, Rüster P, Möller HJ (1999) Ambulante Entgiftung Alkoholabhängiger: Ein Modellversuch. Nervenheilkunde 18:147–152
53. Sullivan JT, Swift RM, Lewis DC (1991) Benzodiazepine requirements during alcohol withdrawal syndrome: Clinical implications of using a standardized withdrawal scale. J Clin Psychopharmacol 11(5):291–295

54. Tretter F (2000) Suchtmedizin: Der suchtkranke Patient in Klinik und Praxis. Schattauer, Stuttgart New York
55. Wetterling T, Kanitz RD, Besters B, Fischer D, Zerfass B, John U, Spranger H, Driessen M (1997) A new rating scale for the assessment of the alcohol withdrawal syndrome (AWS Scale), Alcohol 32(6):753–760
56. Wetterling T, Veltrup C (1997) Diagnostik und Therapie von Alkoholproblemen. Springer, Berlin Heidelberg, S 98–111
57. Zilker T (1999) Alkoholentzugssyndrom und Delirium tremens: Diagnose und Therapie. MMW Fortschr Med 141(33): 26–30

Behandlung des Benzodiazepinentzugs

58. Hollweg M, Soyka M (1996) Benzodiazepine: Indikationen, unerwünschte Arzneimittelwirkungen und Risiken bei Langzeitbehandlung. Psychopharmakotherapie 3(4):161–167
59. Rickels K, Schweizer E, Case WG, Greenblatt DJ (1990) Long-term therapeutic use of benzodiazepines. I: Effects of Abrupt Discontinuation. Arch Gen Psychiatry 47(10):899–907
60. Schweizer E, Rickels K, Case WG, Greenblatt DJ (1990) Long-term therapeutic use of benzodiazepines. II: Effects of granual taper. Arch Gen Psychiatry 47(10):908–915
61. Schweizer E, Rickels K (1998) Benzodiazepine dependence and withdrawal: a review of the syndrome and its clinical management. Acta Psychiatr Scand Suppl 393:95–101
62. Wolter-Henseler DK (1999) Benzodiazepine: Verordnung, Einnahme, Missbrauch und Abhängigkeit im Alter. ZfGPP 12(2):115–128

Entzugsbehandlung bei illegalem Drogenkonsum

63. Berger H, Türbsch L, Wambach L (2000) Buprenorphin in der Detoxifikation: Erste Erfahrungen im psychiatrischen Alltag. Suchtmedizin 2 (2):112–113
64. Gölz J (1999) Der drogenabhängige Patient. Urban & Fischer, München
65. Preuß UW, Bahlmann M, Koller G, Soyka M (2000) Behandlung der Kokainabhängigkeit. Fortschr Neurol Psychiatr 68(5):224–238

66. Seidenberg A, Honegger U (1998) Methadon, Heroin und andere Opioide. Huber, Bern
67. Tretter F, Busello-Spielth S, Bender W (Hrsg) (1994) Therapie von Entzugssyndromen. Springer, Berlin Heidelberg New York

Schlafmedikation

68. Benca RM, Obermeyer WH, Thisted RA, Gilin JC (1992) Sleep and psychiatric disorders. A meta-analysis. Arch Gen Psychiatry 49(8): 651–670
69. Berger M, Steiger A (1992) Schlaf bei psychiatrischen Erkrankungen. In: Berger M. (Hrsg) Handbuch des normalen und gestörten Schlafs. Springer Berlin-Heidelberg
70. Clarenbach P, Steinberg R, Weeß HG, Berger M (1995) Empfehlungen zu Diagnostik und Therapie der Insomnie. Nervenarzt 66:723–729
71. Dressing H, Riemann D (1994) Diagnostik und Therapie von Schlafstörungen. Fischer, Stuttgart Jena
72. Hajak G, Hajak P, Rüther E (1993) Therapie von Ein- und Durchschlafstörungen – moderne Konzepte für die Anwendung von Schlafmitteln. TW Neurologie Psychiatrie 7:561–574
73. Hajak G, Rodenbeck A (1997) Empfehlungen für die Therapie mit Schlafmitteln. In: Schulz H et al (Hrsg) Kompendium der Schlafmedizin. Ecomed, Landsberg
74. Riederer P, Laux G, Pöldinger W (1995) Neuropsychopharmaka, ein Therapiehandbuch, Band 2. Tranquilizer und Hypnotika. Springer, Wien New York
75. Wetterling T (1995) Schlafstörungen bei psychiatrischen Patienten. Nervenheilkunde 14:415–421

Psychopharmakotherapie in Schwangerschaft und Stillzeit

76. American Academy of Pediatrics, Committee on Drugs (2000) Use of Psychoactive medication during pregnancy and possible effects on the fetus and newborn. Pediatrics 105(4 Pt 1):880–887

77. Cohen L, Rosenbaum J (1998) Psychotropic drug use during pregnancy: weighing the risks. J Clin Psychiatry 59 Suppl 2:18–28

78. Davids E, Gründer G, Wetzel H, Benkert O (1998) Psychopharmakotherapie in Schwangerschaft und Stillzeit. Fortschr Neurol Psychiatr 66(5):207–224

79. Frühwald S, Ossege M, Lenz G (2000) Psychopharmaka in der Stillzeit. Psychiatr Prax Mar 27(2):55–63

80. Frühwald S, Ossege M, Thau K, Lenz G (1998) Psychopharmaka in der Schwangerschaft: Nutzen und Risiken. Psychiatr Prax 25(3):126–133

81. Lanczik M, Knoche M, Fritze J (1998) Psychopharmakotherapie während Gravidität und Laktation. Nervenarzt 69:1–14

Fahrtauglichkeit

82. Barbay I (1994) Verkehrspsychiatrie. In: Venzlaff U, Foerster K (Hrsg) Psychiatrische Begutachtung, 2. Auflage. Fischer, Stuttgart Jena New York

83. Bundesanstalt für Straßenwesen (Hrsg) (2000) Begutachtungsleitlinien zur Kraftfahreignung. Verlag für Neue Wissenschaft, Bergisch-Gladbach

84. Herberg KW (1994) Antidepressiva und Verkehrssicherheit. Fortschr Neurol Psychiat 62 Suppl 1:24–28